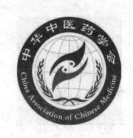

团 体 标 准

T/CACM 1068.1—1068.2—2018

中医治未病信息数据元

2018-09-17 发布

2018-11-15 实施

中 华 中 医 药 学 会 发布

图书在版编目(CIP)数据

中医治未病信息数据元/中华中医药学会编 . —北京：中国中医药出版社，2019.1
ISBN 978－7－5132－5065－8

Ⅰ.①中… Ⅱ.①中… Ⅲ.①中医学－预防医学－信息系统 Ⅳ.①R211

中国版本图书馆 CIP 数据核字（2018）第 137426 号

中华中医药学会
中医治未病信息数据元
T/CACM 1068. 1—1068. 2—2018

*

中 国 中 医 药 出 版 社 出 版
北京市朝阳区北三环东路 28 号易亨大厦 16 层
邮政编码 100013
网址 www.cptcm.com
传真 010－64405750
三河市同力彩印有限公司印刷
各地新华书店经销

*

开本 880×1230 1/16 印张 4.5 字数 144 千字
2019 年 1 月第 1 版 2019 年 1 月第 1 次印刷

*

书号 ISBN 978－7－5132－5065－8 定价 75.00 元

*

目　次

T/CACM 1068.1—2018　中医治未病信息数据元目录 ……………………………………………… 1

T/CACM 1068.2—2018　中医治未病信息数据元值域代码 ……………………………………… 37

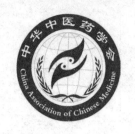

ICS 11.020
C 07

团 体 标 准

T/CACM 1068.1—2018

中医治未病信息数据元目录

Data element directory of treating *weibing* in Chinese medicine

2018-09-17 发布   2018-11-15 实施

中华中医药学会 发布

前　言

本标准按照 GB/T 1.1—2009 给出的规则起草。

本标准由中华中医药学会提出并归口。

本标准主要起草单位：广东省中医院。

本标准参与起草单位：江苏省中医院、上海中医药大学附属龙华医院、湖北省中医院、广东省江门市五邑中医院、福建中医药大学附属人民医院、湖南中医药大学第一附属医院、泸州医学院附属中医医院、佛山市中医院、河南省洛阳正骨医院。

本标准主要起草人：卢传坚、毛树松、曾宇平、林嬿钊、傅昊阳、李杨、徐飞龙、王茂、成杰辉、陈功、董亮、张小红、温明锋、张毅、李晓屏、徐厚平、刘继洪、赵移畛。

引　言

　　《中医治未病信息数据元目录》的编写目的在于规范中医治未病信息系统的数据表示格式，是中医医院治未病信息系统建设的基础标准，为中医治未病信息提供统一名称。本标准的编写遵循科学性、实用性、严谨性原则，符合医疗法规和法律要求，具有指导性、普遍性和可参照性。本标准的编制能够促进临床治未病规范化管理，实现诊疗过程监管，提高治未病服务质量和管理水平。

中医治未病信息数据元目录

1 范围

本标准规定了中医治未病信息数据元目录的内容结构、属性与描述规则、数据元目录格式和数据元索引的编制规则，规定了中医治未病中服务对象中健康史、健康危险因素、主诉与症状、医学诊断及计划与干预信息等相关数据元的标识符、名称、定义、数据元值的数据类型、表示格式和数据元允许值内容。

本标准适用于中医药治未病领域信息数据元目录的编制以及相关信息数据标识信息交换与共享。

2 规范性引用文件

下列文件对于本文件的应用是必不可少的。凡是注日期的引用文件，仅所注日期的版本适用于本文件。凡是不注日期的引用文件，其最新版本（包括所有的修改单）适用于本文件。

GB/T 16751.1—1997 中医临床诊疗术语

GB/T 7408—2005 数据元和交换格式 信息交换 日期和时间表示法

GB/T 18391.3—2009 信息技术 元数据注册系统（MDR）第3部分：注册系统元模型与基本属性

GB/T 20000.1—2002 标准化工作指南 第1部分：标准化和相关活动的通用词汇

GB/T 20348—2006 中医基础理论术语

WS/T 303—2009 卫生信息数据元标准化规则

WS/T 305—2009 卫生信息数据集元数据规范

WS/T 306—2009 卫生信息数据集分类与编码规则

WS 363.1—2011 卫生信息数据元目录 第1部分：总则

WS 363.2—2011 卫生信息数据元目录 第2部分：标识

WS 363.5—2011 卫生信息数据元目录 第5部分：健康危险因素

WS 363.6—2011 卫生信息数据元目录 第6部分：主诉与症状

WS 363.10—2011 卫生信息数据元目录 第10部分：医学诊断

WS 363.12—2011 卫生信息数据元目录 第11部分：计划与干预

ZYYXH/T 157—2009 中医体质分类与判定

3 术语及定义

3.1

未病 Undiseased condition

未病即健康的状态，阴阳匀平。

3.2

欲病 Pre－diseased condition

欲病是将要发生疾病的状态。即阴阳失调但尚未发生疾病的异常生命活动过程，介于健康与疾病之间的病理状态。亚健康属于欲病范畴。

3.3

已病 Diseased condition

已病即已经发生疾病。

3.4

治未病 Prevention of disease

未病先防，既病防变，瘥后防复，保护健康的医学理念。

4 缩略语

DE 数据元 (Data Element);

SO 提交机构 (Submitting Organization);

RO 主管机构 (Responsible Organization);

RA 注册机构 (Registration Authority);

RAI 注册机构标识符 (Registration Authority Identifier);

DI 数据标识符 (Data Identifier);

VI 版本标识符 (Version Identifier)。

5 内容结构

中医治未病信息数据元目录内容结构设置参照《卫生信息数据元目录 第1部分：总则》，包括以下内容：

```
封面
目次
前言
名称
1  范围
2  规范性引用文件
3  术语和定义
4  数据元目录
4.1  数据元公用属性
4.2  数据元专用属性
5  数据元索引
```

6 数据元属性与描述规则

6.1 数据元属性设置

中医治未病信息数据元属性设置参照《卫生信息数据元目录 第1部分：总则》。

6.2 数据元属性描述规则

本部分规定将中医治未病信息数据元目录纳入卫生信息数据元目录，在卫生信息数据元属性描述规则和标识符编码方法的基础上，提出了如下编码规则：为了在卫生信息数据元体系中标识中医治未病信息数据元，将卫生信息数据元标识符的顺序码分为两段，顺序码在0~500之间的是卫生信息数据元，500~1000之间的是《卫生信息数据元目录（中医药部分）》，中医治未病信息数据元按归属介于500~1000，如超出该范围，自动顺延。卫生信息数据元标识符描述规则见《卫生信息数据元目录 第1部分：总则》。

7 中医治未病信息数据元名称、定义、数据元值的数据类型、表示格式、允许值范围等属性的设置参照《卫生信息数据元目录 第1部分：总则》。

数据元目录格式

中医药信息数据元目录格式规范设置参照《卫生信息数据元目录 第1部分：总则》。包括以下两个部分：

——数据元目录标准编写格式规范；

——数据元目录的格式规范。

8 数据元目录

8.1 数据元公用属性

版本	V1.0
注册机构	卫生和计划生育委员会卫生信息标准专业委员会
相关环境	卫生信息
分类模式	分类法
主管机构	国家中医药管理局
注册状态	标准状态
提交机构	国家中医药管理局

8.2 数据元专用属性

8.2.1 标识数据元专用属性

数据元标识符	DEO1.00.500.00
数据元名称	治未病健康档案编号
定义	患者治未病档案唯一编码
数据元值的数据类型	S1
表示格式	AN8..18
数据元允许值	

8.2.2 健康史数据元专用属性

数据元标识符	DEO2.10.022.00
数据元名称	过敏史
定义	个体既往发生过敏情况的详细描述
数据元值的数据类型	S1
表示格式	AN..100
数据元允许值	

数据元标识符	DE02.10.026.00
数据元名称	疾病史（含外伤）
定义	对个体既往健康状况和疾病的详细描述
数据元值的数据类型	S1
表示格式	AN..100
数据元允许值	

数据元标识符	DEO2.10.061.00
数据元名称	手术史
定义	对个体既往接受手术/操作详细情况的描述
数据元值的数据类型	S1
表示格式	AN..100
数据元允许值	

8.2.3 健康危险因素数据元专用属性

数据元标识符	DE03.00.501.00
数据元名称	工作环境情况
定义	对工作环境情况的详细描述
数据元值的数据类型	S1
表示格式	AN..100
数据元允许值	

数据元标识符	DE03.00.502.00
数据元名称	生活环境情况
定义	对生活环境情况的详细描述
数据元值的数据类型	S1
表示格式	AN..100
数据元允许值	

数据元标识符	DE03.00.503.00
数据元名称	卧室环境情况
定义	对卧室环境情况的详细描述
数据元值的数据类型	S1
表示格式	AN..100
数据元允许值	

数据元标识符	DE03.00.070.00
数据元名称	吸烟标志
定义	标识个体是否吸烟
数据元值的数据类型	L
表示格式	T/F
数据元允许值	

数据元标识符	DE03.00.071.00
数据元名称	吸烟频率代码
定义	个体现在吸烟频率在特定编码体系中的代码
数据元值的数据类型	S3
表示格式	N1
数据元允许值	WS 364.5 卫生信息数据元值域代码 第5部分：健康危险因素 CV03.00.101 吸烟频率代码表

数据元标识符	DE03.00.072.00
数据元名称	吸烟时长（年）
定义	个体吸烟的累积时间长度，计量单位为年
数据元值的数据类型	N
表示格式	N..2
数据元允许值	

数据元标识符	DE03.00.075.00
数据元名称	饮酒标志
定义	标识个体是否饮酒

数据元值的数据类型	L
表示格式	T/F
数据元允许值	
数据元标识符	DE03.00.076.00
数据元名称	饮酒频率代码
定义	个体饮酒的频率在特定编码体系中的代码
数据元值的数据类型	S3
表示格式	N1
数据元允许值	WS 364.5 卫生信息数据元值域代码 第5部分：健康危险因素 CVO3.00.104 饮酒频率代码表
数据元标识符	DE03.00.077.00
数据元名称	饮酒时长
定义	个体饮酒的累积时间长度，计量单位为年
数据元值的数据类型	N
表示格式	N..2
数据元允许值	

8.2.4 主诉与症状数据元专用属性

数据元标识符	DEO4.01.504.00
数据元名称	鼻部油腻感标志
定义	标识个体是否有鼻部油腻体征
数据元值的数据类型	L
表示格式	T/F
数据元允许值	
数据元标识符	DEO4.01.505.00
数据元名称	鼻部油腻感情况
定义	对鼻部油腻感症状情况的详细描述
数据元值的数据类型	S1
表示格式	AN..100
数据元允许值	
数据元标识符	DEO4.01.506.00
数据元名称	鼻塞标志
定义	标识个体是否有鼻塞症状（鼻塞：鼻腔通气不畅的表现）
数据元值的数据类型	L
表示格式	T/F
数据元允许值	
数据元标识符	DEO4.01.507.00
数据元名称	鼻塞情况
定义	对鼻塞症状情况的详细描述（鼻塞：鼻腔通气不畅的表现）
数据元值的数据类型	S1
表示格式	AN..100
数据元允许值	

数据元标识符	DEO4.01.508.00
数据元名称	便秘标志
定义	标识个体是否具有大便秘结不通，排便时间长等症状（便秘：以排便困难为主要表现的疾病。可分为实秘与虚秘）
数据元值的数据类型	L
表示格式	T/F
数据元允许值	

数据元标识符	DEO4.01.509.00
数据元名称	便秘情况
定义	对便秘症状情况的详细描述（便秘：以排便困难为主要表现的疾病。可分为实秘与虚秘）
数据元值的数据类型	S1
表示格式	AN..100
数据元允许值	

数据元标识符	DEO4.01.510.00
数据元名称	疮疖标志
定义	标识个体是否有疮疖症状（疖：以肌肤浅表部位红肿疼痛，范围较小为主要表现的急性化脓性疾病）
数据元值的数据类型	L
表示格式	T/F
数据元允许值	

数据元标识符	DEO4.01.511.00
数据元名称	疮疖情况
定义	对疮疖症状情况的详细描述（疖：以肌肤浅表部位红肿疼痛，范围较小为主要表现的急性化脓性疾病）
数据元值的数据类型	S1
表示格式	AN..100
数据元允许值	

数据元标识符	DEO4.01.512.00
数据元名称	疮疡标志
定义	标识个体是否有疮疡症状（疮疡：广义为一切体表外科疾患，狭义为各种致病因素侵袭人体后引起的体表化脓性疾病，分为肿疡和溃疡）
数据元值的数据类型	L
表示格式	T/F
数据元允许值	

数据元标识符	DEO4.01.513.00
数据元名称	疮疡情况
定义	对疮疡症状情况的详细描述（疮疡：广义为一切体表外科疾患，狭义为各种致病因素侵袭人体后引起的体表化脓性疾病，分为肿疡和溃疡）

数据元值的数据类型	S1
表示格式	AN..100
数据元允许值	
数据元标识符	DEO4.01.514.00
数据元名称	口唇干燥标志
定义	标识个体是否有口唇干燥症状
数据元值的数据类型	L
表示格式	T/F
数据元允许值	
数据元标识符	DEO4.01.515.00
数据元名称	口唇干燥情况
定义	对口唇干燥症状情况的详细描述
数据元值的数据类型	S1
表示格式	AN..100
数据元允许值	
数据元标识符	DEO4.01.516.00
数据元名称	唇色分类代码
定义	个体口唇色泽在特定分类中的代码
数据元值的数据类型	S3
表示格式	N2
数据元允许值	《中医治未病信息数据元值域代码》表3 CV04.01.501唇色分类代码表
数据元标识符	DEO4.01.517.00
数据元名称	痤疮标志
定义	标识个体是否有痤疮症状
数据元值的数据类型	L
表示格式	T/F
数据元允许值	
数据元标识符	DEO4.01.518.00
数据元名称	痤疮情况
定义	对痤疮症状情况的详细描述
数据元值的数据类型	S1
表示格式	AN..100
数据元允许值	
数据元标识符	DEO4.01.519.00
数据元名称	大便异常标志
定义	标识个体是否有大便异常症状（大便异常：大便异常是指大便的便次、性状及颜色等方面异于平常）
数据元值的数据类型	L
表示格式	T/F
数据元允许值	

数据元标识符	DEO4.01.520.00
数据元名称	大便异常情况
定义	对大便异常症状情况的详细描述
数据元值的数据类型	S1
表示格式	AN..100
数据元允许值	

数据元标识符	DEO4.01.521.00
数据元名称	大便异常情况代码
定义	大便异常症状在特定编码体系中的代码
数据元值的数据类型	S3
表示格式	N2..3
数据元允许值	《中医治未病信息数据元值域代码》表 4CV04.01.502 大便异常情况代码表

数据元标识符	DEO4.01.522.00
数据元名称	带下异常标志
定义	标识个体是否有带下异常症状
数据元值的数据类型	L
表示格式	T/F
数据元允许值	

数据元标识符	DEO4.01.523.00
数据元名称	带下异常情况代码
定义	带下异常症状在特定编码体系中的代码
数据元值的数据类型	S3
表示格式	N2
数据元允许值	《中医治未病信息数据元值域代码》表 5　CV04.01.503 带下异常情况代码表

数据元标识符	DEO4.01.524.00
数据元名称	但欲寐标志
定义	标识个体是否有但欲寐症状（但欲寐：又称"嗜睡"。不分昼夜，时时欲睡，呼之能醒，醒后复睡的表现）
数据元值的数据类型	L
表示格式	T/F
数据元允许值	

数据元标识符	DEO4.01.525.00
数据元名称	但欲寐情况
定义	对但欲寐症状情况的详细描述（但欲寐：又称"嗜睡"，不分昼夜，时时欲睡，呼之能醒，醒后复睡的表现）
数据元值的数据类型	S1
表示格式	AN..100
数据元允许值	

数据元标识符	DEO4.01.526.00

数据元名称	短气标志
定义	标识个体是否有短气症状（短气：又称短气，呼吸短促而急，自觉气息不能接续的表现）
数据元值的数据类型	L
表示格式	T/F
数据元允许值	

数据元标识符	DEO4.01.527.00
数据元名称	短气情况
定义	对短气症状情况的详细描述（短气：呼吸短促而急，自觉气息不能接续的表现）
数据元值的数据类型	S1
表示格式	AN..100
数据元允许值	

数据元标识符	DEO4.01.528.00
数据元名称	恶寒标志
定义	标识个体是否有恶寒症状（恶寒：感觉怕冷，虽加衣覆被，采取保暖措施，身体发冷的感觉仍不能缓解的表现）
数据元值的数据类型	L
表示格式	T/F
数据元允许值	

数据元标识符	DEO4.01.529.00
数据元名称	恶寒情况
定义	对恶寒症状情况的详细描述（恶寒：感觉怕冷，虽加衣覆被，采取保暖措施，身体发冷的感觉仍不能缓解的表现）
数据元值的数据类型	S1
表示格式	AN..100
数据元允许值	

数据元标识符	DEO4.01.530.00
数据元名称	恶寒部位代码
定义	个体恶寒部位所属类别在特定分类中的代码（恶寒：感觉怕冷，虽加衣覆被，采取保暖措施，身体发冷的感觉仍不能缓解的表现）
数据元值的数据类型	S3
表示格式	N1
数据元允许值	《中医治未病信息数据元值域代码》表6 CV04.01.504恶寒部位代码表

数据元标识符	DEO4.01.531.00
数据元名称	恶心标志
定义	标识个体是否有恶心症状（恶心：感觉胃中有物上拱，急迫欲吐的表现，常是呕吐的先兆）
数据元值的数据类型	L

表示格式	T/F
数据元允许值	
数据元标识符	DEO4.01.532.00
数据元名称	恶心情况
定义	对恶心症状情况的详细描述（恶心：感觉胃中有物上拱，急迫欲吐的表现，常是呕吐的先兆）
数据元值的数据类型	S1
表示格式	AN..100
数据元允许值	
数据元名称	DEO4.01.533.00
定义	耳鸣标志
数据元值的数据类型	标识个体是否有耳鸣症状（耳鸣：外界无声源而病人自觉耳中鸣响的表现）
表示格式	L
数据元允许值	T/F
数据元标识符	
定义	DEO4.01.534.00
数据元值的数据类型	耳鸣情况
表示格式	对耳鸣症状情况的详细描述（耳鸣：外界无声源而病人自觉耳中鸣响的表现）
数据元允许值	S1
表示格式	AN..100
数据元标识符	DEO4.01.535.00
数据元名称	发热标志
定义	标识个体是否有发热症状（发热：人体体温升高或虽体温正常，但自觉身热不适的表现）
数据元值的数据类型	L
表示格式	T/F
数据元允许值	
数据元名称	DEO4.01.536.00
定义	发热部位代码
数据元值的数据类型	个体发热部位所属类别在特定分类中的代码
表示格式	S3
数据元允许值	N1
	《中医治未病信息数据元值域代码》表7 CV04.01.505发热部位代码表
数据元标识符	DEO4.01.537.00
数据元名称	发热程度代码
定义	个体出现发热程度所属类别在特定分类中的代码
数据元值的数据类型	S2
表示格式	N1

数据元允许值	《中医治未病信息数据元值域代码》表8 CV04.01.506 发热程度代码表
数据元标识符	DEO4.01.538.00
数据元名称	发热情况
定义	对发热症状情况的详细描述（发热：人体体温升高或虽体温正常，但自觉身热不适的表现）
数据元值的 　数据类型	S1
表示格式	AN..100
数据元允许值	
数据元标识符	DEO4.01.539.00
数据元名称	乏力标志
定义	标识个体是否有乏力症状（乏力：自觉肢体懈怠，软弱无力的表现）
数据元值的数据类型	L
表示格式	T/F
数据元允许值	
数据元标识符	DEO4.01.540.00
数据元名称	乏力情况
定义	对乏力症状情况的详细描述（乏力：自觉肢体懈怠，软弱无力的表现）
数据元值的数据类型	S1
表示格式	AN..100
数据元允许值	
数据元标识符	DEO4.01.541.00
数据元名称	浮肿标志
定义	标识个体是否有浮肿症状（浮肿：全身或局部水肿，按之凹陷的表现）
数据元值的数据类型	L
表示格式	T/F
数据元允许值	
数据元标识符	DEO4.01.542.00
数据元名称	浮肿情况
定义	对浮肿症状情况的详细描述（浮肿：全身或局部水肿，按之凹陷的表现）
数据元值的数据类型	S1
表示格式	AN..100
数据元允许值	
数据元标识符	DEO4.01.543.00
数据元名称	浮肿消长部位代码
定义	浮肿消长部位在特定编码体系中的代码（浮肿：全身或局部水肿，按之凹陷的表现）

数据元值的数据类型	S2
表示格式	N1
数据元允许值	1. 颜面 2. 四肢 3. 其他
数据元标识符	DEO4.01.544.00
数据元名称	腹部肥满松软标志
定义	标识个体是否有腹部肥满松软症状
数据元值的数据类型	L
表示格式	T/F
数据元允许值	
数据元名称	DEO4.01.545.00
定义	腹部肥满松软情况
数据元值的数据类型	对腹部肥满松软症状情况的详细描述
表示格式	S1
数据元允许值	AN..100
数据元标识符	DEO4.01.546.00
数据元名称	腹部硬满标志
定义	标识个体是否有腹部硬满症状（腹部硬满：自觉腹部胀满，触之全腹或局部结硬，或板硬，或拘急紧张的表现）
数据元值的数据类型	L
表示格式	T/F
数据元允许值	
数据元标识符	DEO4.01.547.00
数据元名称	腹部硬满情况
定义	对腹部硬满症状情况的详细描述（腹部硬满：自觉腹部胀满，触之全腹或局部结硬，或板硬，或拘急紧张的表现）
数据元值的数据类型	S1
表示格式	AN..100
数据元允许值	
数据元标识符	DEO4.01.548.00
数据元名称	过劳标志
定义	标识个体是否有劳累过度的情况
数据元值的数据类型	L
表示格式	T/F
数据元允许值	
数据元标识符	DEO4.01.549.00
数据元名称	过劳类别代码
定义	个体过劳在特定分类中的代码
数据元值的数据类型	S3
表示格式	N1
数据元允许值	《中医治未病信息数据元值域代码》表 9　CV04.01.507 过劳类别代码表

数据元标识符	DEO4.01.550.00
CV04.01.507 数据元名称	汗出异常标志
定义	标识个体是否有汗出异常症状
数据元值的数据类型	L
表示格式	T/F
数据元允许值	
数据元标识符	DEO4.01.551.00
数据元名称	汗出异常情况
定义	对汗出异常症状情况的详细描述
数据元值的数据类型	S1
表示格式	AN..100
数据元允许值	
数据元标识符	DEO4.01.552.00
数据元名称	汗出异常情况代码
定义	汗出异常症状在特定编码体系中的代码
数据元值的数据类型	S3
表示格式	N2
数据元允许值	《中医治未病信息数据元值域代码》表 10　CV04.01.507 汗出异常情况代码表
数据元标识符	DEO4.01.553.00
数据元名称	黑眼圈标志
定义	标识个体是否有黑眼圈症状
数据元值的数据类型	L
表示格式	T/F
数据元允许值	
数据元标识符	DEO4.01.554.00
数据元名称	黑眼圈情况
定义	对黑眼圈症状情况的详细描述
数据元值的数据类型	S1
表示格式	AN..100
数据元允许值	
数据元标识符	DEO4.01.555.00
数据元名称	肌肤甲错标志
定义	标识个体是否有肌肤甲错症状（肌肤甲错：全身或局部皮肤干燥、粗糙、脱屑，触之棘手，形似鱼鳞的表现）
数据元值的数据类型	L
表示格式	T/F
数据元允许值	
数据元标识符	DEO4.01.556.00
数据元名称	肌肤甲错程度代码

定义	肌肤甲错症状在特定编码体系中的代码（肌肤甲错：全身或局部皮肤干燥、粗糙、脱屑，触之棘手，形似鱼鳞的表现）
数据元值的数据类型	S1
表示格式	N1
数据元允许值	1. 肌肤局限性粗糙干燥失润；2. 肌肤粗糙干燥角化脱屑；3. 肌肤广泛性粗糙干燥角化

数据元标识符	DEO4.01.557.00
数据元名称	肌肤甲错情况
定义	对肌肤甲错症状情况的详细描述（肌肤甲错：全身或局部皮肤干燥、粗糙、脱屑，触之棘手，形似鱼鳞的表现）
数据元值的数据类型	S1
表示格式	AN..100
数据元允许值	

数据元标识符	DEO4.01.558.00
数据元名称	记忆减退标志
定义	标识个体是否有记忆力减退症状
数据元值的数据类型	L
表示格式	T/F
数据元允许值	

数据元标识符	DEO4.01.559.00
数据元名称	记忆减退情况
定义	对记忆力减退症状情况的详细描述
数据元值的数据类型	S1
表示格式	AN..100
数据元允许值	

数据元名称	DEO4.01.560.00
定义	脚打战标志
数据元值的数据类型	标识个体是否有脚打战标志症状
表示格式	L
数据元允许值	T/F

数据元标识符	DEO4.01.561.00
数据元名称	脚打战情况
定义	对脚打战症状情况的详细描述
数据元值的数据类型	S1
表示格式	AN..100
数据元允许值	

数据元标识符	DEO4.01.562.00
数据元名称	脚发抖标志
定义	标识个体是否有脚发抖症状
数据元值的数据类型	L
表示格式	T/F

数据元允许值	
数据元标识符	DEO4.01.563.00
数据元名称	脚发抖情况
定义	对脚发抖症状情况的详细描述
数据元值的数据类型	S1
表示格式	AN..100
数据元允许值	

数据元标识符	DEO4.01.564.00
数据元名称	脚麻木标志
定义	标识个体是否有脚麻木症状
数据元值的数据类型	L
表示格式	T/F
数据元允许值	

数据元标识符	DEO4.01.565.00
数据元名称	脚麻木情况
定义	对脚麻木症状情况的详细描述
数据元值的数据类型	S1
表示格式	AN..100
数据元允许值	

数据元标识符	DEO4.01.566.00
数据元名称	精力充沛标志
定义	标识个体是否精力充沛
数据元值的数据类型	L
表示格式	T/F
数据元允许值	

数据元标识符	DEO4.01.567.00
数据元名称	精力充沛情况
定义	对精力充沛情况的详细描述
数据元值的数据类型	S1
表示格式	AN..100
数据元允许值	

数据元标识符	DEO4.01.568.00
数据元名称	口干标志
定义	标识个体是否有口干症状（口干：口腔干燥、少津或无津的表现）
数据元值的数据类型	L
表示格式	T/F
数据元允许值	

数据元标识符	DEO4.01.569.00
数据元名称	口干情况

定义	对口干症状情况的详细描述（口干：口腔干燥、少津或无津的表现）
数据元值的数据类型	S1
表示格式	AN..100
数据元允许值	
数据元标识符	DEO4.01.570.00
数据元名称	口苦标志
定义	标识个体是否有口苦症状（口苦：自觉口中有苦味的表现）
数据元值的数据类型	L
表示格式	T/F
数据元允许值	
数据元名称	DEO4.01.571.00
定义	口苦情况
数据元值的数据类型	对口苦症状情况的详细描述（口苦：自觉口中有苦味的表现）
表示格式	S1
数据元允许值	AN..100
数据元标识符	DEO4.01.572.00
数据元名称	口黏腻标志
定义	标识个体是否有口黏腻症状（口黏腻：自觉口舌黏腻，涩滞不爽，甚至食不知味的表现）
数据元值的数据类型	L
表示格式	T/F
数据元允许值	
数据元标识符	DEO4.01.573.00
数据元名称	口黏腻情况
定义	对口黏腻症状情况的详细描述（口黏腻：自觉口舌黏腻，涩滞不爽，甚至食不知味的表现）
数据元值的数据类型	S1
表示格式	AN..100
数据元允许值	
数据元标识符	DEO4.01.574.00
数据元名称	口中异味标志
定义	标识个体是否有口中异味症状
数据元值的数据类型	L
表示格式	T/F
数据元允许值	
数据元标识符	DEO4.01.575.00
数据元名称	口中异味情况
定义	对口中异味症状情况的详细描述
数据元值的数据类型	S1

表示格式	AN..100
数据元允许值	
数据元标识符	DEO4.01.576.00
数据元名称	鼻涕标志
定义	标识个体是否有流鼻涕症状（鼻涕：鼻腔分泌物）
数据元值的数据类型	L
表示格式	T/F
数据元允许值	
数据元标识符	DEO4.01.577.00
数据元名称	鼻涕情况
定义	对流鼻涕症状情况的详细描述（鼻涕：鼻腔分泌物）
数据元值的数据类型	S1
表示格式	AN..100
数据元允许值	
数据元标识符	DEO4.01.578.00
数据元名称	面部油腻感标志
定义	标识个体是否有面部油腻体征
数据元值的数据类型	L
表示格式	T/F
数据元允许值	
数据元标识符	DEO4.01.579.00
数据元名称	面部油腻感情况
定义	对面部油腻感症状情况的详细描述
数据元值的数据类型	S1
表示格式	AN..100
数据元允许值	
数据元标识符	DEO4.01.580.00
数据元名称	目涩标志
定义	标识个体是否有目涩症状（目涩：眼睛干燥少津，涩滞不适，易感疲劳的表现）
数据元值的数据类型	L
表示格式	T/F
数据元允许值	
数据元标识符	DEO4.01.581.00
数据元名称	目涩情况
定义	对目涩症状情况的详细描述（目涩：眼睛干燥少津，涩滞不适，易感疲劳的表现）
数据元值的数据类型	S1
表示格式	AN..100
数据元允许值	
数据元标识符	DEO4.01.582.00

数据元名称	呕吐标志
定义	标识个体是否有呕吐症状（呕吐：胃内容物，甚至胆汁、肠液通过食道反流到口腔，并吐出的反射性动作）
数据元值的数据类型	L
表示格式	T/F
数据元允许值	
数据元标识符	DEO4.01.583.00
数据元名称	呕吐情况
定义	对呕吐症状情况的详细描述（呕吐：胃内容物，甚至胆汁、肠液通过食道反流到口腔，并吐出的反射性动作）
数据元值的数据类型	S1
表示格式	AN..100
数据元允许值	
数据元标识符	DEO4.01.584.00
数据元名称	喷嚏标志
定义	标识个体是否有打喷嚏症状
数据元值的数据类型	L
表示格式	T/F
数据元允许值	
数据元标识符	DEO4.01.585.00
数据元名称	喷嚏情况
定义	对喷嚏症状情况的详细描述
数据元值的数据类型	S1
表示格式	AN..100
数据元允许值	
数据元标识符	DEO4.01.586.00
数据元名称	皮肤干燥标志
定义	标识个体是否有皮肤干燥症状
数据元值的数据类型	L
表示格式	T/F
数据元允许值	
数据元标识符	DEO4.01.587.00
数据元名称	皮肤干燥情况
定义	对皮肤干燥症状情况的详细描述
数据元值的数据类型	S1
表示格式	AN..100
数据元允许值	
数据元标识符	DEO4.01.588.00
数据元名称	疲乏标志
定义	标识个体是否有疲乏症状
数据元值的数据类型	L

表示格式	T/F
数据元允许值	

数据元标识符	DEO4.01.589.00
数据元名称	疲乏情况
定义	对疲乏症状情况的详细描述
数据元值的数据类型	S1
表示格式	AN..100
数据元允许值	

数据元标识符	DEO4.01.590.00
数据元名称	情志异常标志
定义	标识个体是否有情志异常症状
数据元值的数据类型	L
表示格式	T/F
数据元允许值	

数据元标识符	DEO4.01.591.00
数据元名称	情志异常情况代码
定义	个体情绪异常变化在特定编码体系中的代码
数据元值的数据类型	S3
表示格式	N1
数据元允许值	《中医治未病信息数据元值域代码》表11　CV04.01.509情志异常情况代码表

数据元标识符	DEO4.01.592.00
数据元名称	少寐标志
定义	标识个体是否有少寐症状
数据元值的数据类型	L
表示格式	T/F
数据元允许值	

数据元标识符	DEO4.01.593.00
数据元名称	少寐情况
定义	对少寐症状情况的详细描述
数据元值的数据类型	S1
表示格式	AN..100
数据元允许值	

数据元标识符	DEO4.01.594.00
数据元名称	身痒标志
定义	标识个体是否有身痒症状（身痒：全身皮肤瘙痒不适的表现）
数据元值的数据类型	L
表示格式	T/F
数据元允许值	

数据元标识符	DEO4.01.595.00

数据元名称	身痒情况
定义	对身痒症状情况的详细描述（身痒：全身皮肤瘙痒不适的表现）
数据元值的数据类型	S1
表示格式	AN..100
数据元允许值	

数据元标识符	DEO4.01.596.00
数据元名称	失眠标志
定义	标识个体是否有失眠症状（失眠：又称"不寐"，以不易入睡或睡眠短浅易醒，甚至整夜不能入睡为主要表现的疾病）
数据元值的数据类型	L
表示格式	T/F
数据元允许值	

数据元标识符	DEO4.01.597.00
数据元名称	失眠情况
定义	对失眠症状情况的详细描述（失眠：又称"不寐"，以不易入睡或睡眠短浅易醒，甚至整夜不能入睡为主要表现的疾病）
数据元值的数据类型	S1
表示格式	AN..100
数据元允许值	

数据元标识符	DEO4.01.598.00
数据元名称	手打战标志
定义	标识个体是否有手打战标志症状
数据元值的数据类型	L
表示格式	T/F
数据元允许值	

数据元标识符	DEO4.01.599.00
数据元名称	手打战情况
定义	对手打战症状情况的详细描述
数据元值的数据类型	S1
表示格式	AN..100
数据元允许值	

数据元标识符	DEO4.01.600.00
数据元名称	手发抖标志
定义	标识个体是否有手发抖症状
数据元值的数据类型	L
表示格式	T/F
数据元允许值	

数据元标识符	DEO4.01.601.00
数据元名称	手发抖情况
定义	对手发抖症状情况的详细描述

数据元值的数据类型	S1
表示格式	AN..100
数据元允许值	
数据元标识符	DEO4.01.602.00
数据元名称	手麻木标志
定义	标识个体是否有手麻木症状
数据元值的数据类型	L
表示格式	T/F
数据元允许值	
数据元标识符	DEO4.01.603.00
2 数据元名称	手麻木情况
定义	对手麻木症状情况的详细描述
数据元值的数据类型	S1
表示格式	AN..100
数据元允许值	
数据元标识符	DEO4.01.604.00
数据元名称	痰异常标志
定义	标识个体是否有痰异常症状
数据元值的数据类型	L
表示格式	T/F
数据元允许值	
数据元标识符	DEO4.01.605.00
数据元名称	痰异常情况
定义	对痰异常症状情况的详细描述
数据元值的数据类型	S1
表示格式	AN..100
数据元允许值	
数据元标识符	DEO4.01.606.00
数据元名称	痰异常情况代码
定义	痰异常症状在特定编码体系中的代码
数据元值的数据类型	S3
表示格式	N2
数据元允许值	《中医治未病信息数据元值域代码》表12　CV04.01.510 痰异常情况代码表
数据元标识符	DEO4.01.607.00
数据元名称	疼痛标志
定义	标识个体是否有疼痛症状
数据元值的数据类型	L
表示格式	T/F
数据元允许值	
数据元标识符	DEO4.01.608.00

数据元名称	疼痛部位代码
定义	疼痛部位在特定编码体系中的代码
数据元值的数据类型	S3
表示格式	N2
数据元允许值	《中医治未病信息数据元值域代码》表13　CV04.01.511 疼痛部位代码表

数据元标识符	DEO4.01.609.00
数据元名称	疼痛情况
定义	对疼痛症状情况的详细描述
数据元值的数据类型	S1
表示格式	AN..100
数据元允许值	

数据元标识符	DEO4.01.610.00
数据元名称	疼痛性质代码
定义	疼痛性质在特定编码体系中的代码
数据元值的数据类型	S3
表示格式	N2
数据元允许值	《中医治未病信息数据元值域代码》表14　CV04.01.512 疼痛性质代码表

数据元标识符	DEO4.01.611.00
数据元名称	头晕标志
定义	标识个体是否有头晕症状（头晕：头脑昏沉，视物昏花旋转，严重者张目即觉天旋地转，不能站立）
数据元值的数据类型	L
表示格式	T/F
数据元允许值	

数据元标识符	DEO4.01.612.00
数据元名称	头晕情况
定义	对头晕症状情况的详细描述（头晕：头脑昏沉，视物昏花旋转，严重者张目即觉天旋地转，不能站立）
数据元值的数据类型	S1
表示格式	AN..100
数据元允许值	

数据元标识符	DEO4.01.613.00
数据元名称	小便异常标志
定义	标识个体是否有小便异常症状
数据元值的数据类型	L
表示格式	T/F
数据元允许值	

数据元标识符	DEO4.01.614.00
数据元名称	小便异常情况

定义	对小便异常症状情况的详细描述
数据元值的数据类型	S1
表示格式	AN..100
数据元允许值	

数据元标识符	DEO4.01.615.00
数据元名称	小便异常情况代码
定义	小便异常症状在特定编码体系中的代码
数据元值的数据类型	S3
表示格式	N2
数据元允许值	《中医治未病信息数据元值域代码》表15　CV04.01.513 小便异常情况代码表

数据元标识符	DEO4.01.616.00
数据元名称	哮喘标志
定义	标识个体是否有哮喘症状（哮喘：又称"哮病"，以发作性喉中哮鸣有声，呼吸困难，甚则喘息不得平卧等为主要表现的疾病）
数据元值的数据类型	L
表示格式	T/F
数据元允许值	

数据元标识符	DEO4.01.617.00
数据元名称	哮喘情况
定义	对哮喘症状情况的详细描述（哮喘：又称"哮病"，以发作性喉中哮鸣有声，呼吸困难，甚则喘息不得平卧等为主要表现的疾病）
数据元值的数据类型	S1
表示格式	AN..100
数据元允许值	

数据元标识符	DEO4.01.618.00
数据元名称	心慌标志
定义	标识个体是否有心慌症状（心慌：心中有恐慌感，不能自制的表现）
数据元值的数据类型	L
表示格式	T/F
数据元允许值	

数据元标识符	DEO4.01.619.00
数据元名称	心慌情况
定义	对心慌症状情况的详细描述（心慌：心中有恐慌感，不能自制的表现）
数据元值的数据类型	S1
表示格式	AN..100
数据元允许值	

数据元标识符	DEO4.01.620.00

数据元名称	心悸标志
定义	标识个体是否有心悸症状（心悸：感觉心脏跳动不安，常伴有心慌的表现）
数据元值的数据类型	L
表示格式	T/F
数据元允许值	

数据元标识符	DEO4.01.621.00
数据元名称	心悸情况
定义	对心悸症状情况的详细描述（心悸：感觉心脏跳动不安，常伴有心慌的表现）
数据元值的数据类型	S1
表示格式	AN..100
数据元允许值	

数据元标识符	DEO4.01.622.00
数据元名称	胸闷标志
定义	标识个体是否有胸闷症状（胸闷：自觉胸中堵塞不畅、满闷不舒的表现）
数据元值的数据类型	L
表示格式	T/F
数据元允许值	

数据元标识符	DEO4.01.623.00
数据元名称	胸闷情况
定义	对胸闷症状情况的详细描述（胸闷：自觉胸中堵塞不畅、满闷不舒的表现）
数据元值的数据类型	S1
表示格式	AN..100
数据元允许值	

数据元标识符	DEO4.01.624.00
数据元名称	眩晕标志
定义	标识个体是否有眩晕症状（眩晕：以头晕、目眩为主要表现的疾病）
数据元值的数据类型	L
表示格式	T/F
数据元允许值	

数据元标识符	DEO4.01.625.00
数据元名称	眩晕情况
定义	对眩晕症状情况的详细描述（眩晕：以头晕、目眩为主要表现的疾病）
数据元值的数据类型	S1
表示格式	AN..100
数据元允许值	

数据元标识符	DEO4.01.626.00
数据元名称	风团标志
定义	标识个体是否有出风团症状
数据元值的数据类型	L
表示格式	T/F
数据元允许值	

数据元标识符	DEO4.01.627.00
数据元名称	风团情况
定义	对风团症状情况的详细描述
数据元值的数据类型	S1
表示格式	AN..100
数据元允许值	

数据元标识符	DEO4.01.628.00
数据元名称	咽喉部异物感标志
定义	标识个体是否有咽喉部异物感觉症状
数据元值的数据类型	L
表示格式	T/F
数据元允许值	

数据元标识符	DEO4.01.629.00
数据元名称	咽喉部异物感情况
定义	对咽喉部异物感症状情况的详细描述
数据元值的数据类型	S1
表示格式	AN..100
数据元允许值	

数据元标识符	DEO4.01.630.00
数据元名称	咽燥标志
定义	标识个体是否有咽喉干燥症状（咽燥：又称"咽干"）
数据元值的数据类型	L
表示格式	T/F
数据元允许值	

数据元标识符	DEO4.01.631.00
数据元名称	咽燥情况
定义	对咽燥症状情况的详细描述（咽燥：又称"咽干"）
数据元值的数据类型	S1
表示格式	AN..100
数据元允许值	

数据元标识符	DEO4.01.632.00
数据元名称	阴囊潮湿标志
定义	标识个体是否有阴囊潮湿感
数据元值的数据类型	L
表示格式	T/F

数据元允许值	
数据元标识符	DEO4.01.633.00
数据元名称	阴囊潮湿情况
定义	对阴囊潮湿症状情况的详细描述
数据元值的数据类型	S1
表示格式	AN..100
数据元允许值	
数据元标识符	DEO4.01.634.00
数据元名称	饮食失宜标志
定义	标识个体是否有饮食不适宜的情况
数据元值的数据类型	L
表示格式	T/F
数据元允许值	
数据元标识符	DEO4.01.635.00
数据元名称	饮食失宜类别代码
定义	个体饮食不宜在特定分类中的代码
数据元值的数据类型	S3
表示格式	N1
数据元允许值	《中医治未病信息数据元值域代码》表 16　CV04.01.514 饮食失宜类别代码表
数据元标识符	DEO4.01.636.00
数据元名称	饮食性味分类代码
定义	个体饮食的中医属性在特定编码体系中的代码
数据元值的数据类型	S3
表示格式	N1
数据元允许值	《中医治未病信息数据元值域代码》表 17　CV04.01.515 饮食性味分类代码表
数据元标识符	DEO4.01.637.00
数据元名称	瘀斑标志
定义	标识个体是否有瘀斑症状
数据元值的数据类型	L
表示格式	T/F
数据元允许值	
数据元标识符	DEO4.01.638.00
数据元名称	瘀斑情况
定义	对瘀斑症状情况的详细描述
数据元值的数据类型	S1
表示格式	AN..100
数据元允许值	
数据元标识符	DEO4.01.639.00
数据元名称	语声低微标志

定义	标识个体是否有语声低微症状（语声低微：言语慢而声音低微，难以听清，甚至欲言而无力发声的表现）
数据元值的数据类型	L
表示格式	T/F
数据元允许值	
数据元标识符	DEO4.01.640.00
数据元名称	语音低微情况
定义	对语声低微症状情况的详细描述（语声低微：言语慢而声音低微，难以听清，甚至欲言而无力发声的表现）
数据元值的数据类型	S1
表示格式	AN..100
数据元允许值	
数据元标识符	DEO4.01.641.00
数据元名称	月经异常标志
定义	标识个体是否有月经异常症状
数据元值的数据类型	L
表示格式	T/F
数据元允许值	
数据元标识符	DEO4.01.642.00
数据元名称	月经异常情况
定义	对月经异常症状情况的详细描述
数据元值的数据类型	S1
表示格式	AN..100
数据元允许值	
数据元标识符	DEO4.01.643.00
数据元名称	月经异常情况代码
定义	月经异常症状在特定编码体系中的代码
数据元值的数据类型	S3
表示格式	N2
数据元允许值	《中医治未病信息数据元值域代码》表18 CV04.01.516月经异常情况代码表
数据元标识符	DEO4.01.644.00
数据元名称	症状发生因素代码
定义	症状发生因素在特定编码体系中的代码
数据元值的数据类型	S3
表示格式	N3..5
数据元允许值	《中医治未病信息数据元值域代码》表19 CV04.01.517症状发生因素代码表
数据元标识符	DEO4.01.645.00
数据元名称	紫癜标志

定义	标识个体是否有紫斑症状（紫癜：以皮肤黏膜出现紫暗色斑块及其他部位出血为主要表现的疾病）
数据元值的数据类型	L
表示格式	T/F
数据元允许值	

数据元标识符	DEO4.01.646.00
数据元名称	紫癜情况
定义	对紫癜症状情况的详细描述（紫癜：以皮肤黏膜出现紫暗色斑块及其他部位出血为主要表现的疾病）
数据元值的数据类型	S1
表示格式	AN..100
数据元允许值	

8.2.5 医学诊断数据元专用属性

数据元标识符	DEO5.01.647.0
数据元名称	基本脉象分类代码
定义	中医临床诊断中的基本脉象在特定编码体系中的代码
数据元值的数据类型	S3
表示格式	N2
数据元允许值	《中医治未病信息数据元值域代码》表 20　CV05.01.501 基本脉象分类代码表

数据元标识符	DEO5.01.648.00
数据元名称	健康情况分类代码
定义	个体健康情况所属类别在特定分类中的代码
数据元值的数据类型	S3
表示格式	N1
数据元允许值	《中医治未病信息数据元值域代码》表 21　CV05.01.502 健康情况分类代码表

数据元标识符	DEO5.01.649.00
数据元名称	脉象诊断标志
定义	标识个体是否有脉象诊断
数据元值的数据类型	L
表示格式	T/F
数据元允许值	

数据元标识符	DEO5.01.650.00
数据元名称	脉象诊断情况
定义	对个体脉象的详细描述
数据元值的数据类型	S1
表示格式	AN..100
数据元允许值	

数据元标识符	DEO5.01.651.00

数据元名称	面色分类代码
定义	个体面部色泽在特定分类中的代码
数据元值的数据类型	S3
表示格式	N2
数据元允许值	《中医治未病信息数据元值域代码》表 22　CV05.01.503 面色分类代码

数据元标识符	DEO5.01.652.00
数据元名称	舌色诊断代码
定义	中医临床舌苔诊断中舌苔颜色在特定编码体系中的代码
数据元值的数据类型	S3
表示格式	N2..3
数据元允许值	《中医治未病信息数据元值域代码》表 23　CV05.01.504 舌色诊断代码表

数据元标识符	DEO5.01.653.00
数据元名称	舌态诊断代码
定义	中医临床舌质诊断中舌体的动态在特定编码体系中的代码
数据元值的数据类型	S3
表示格式	N1
数据元允许值	《中医治未病信息数据元值域代码》表 24　CV05.01.505 舌态诊断代码表

数据元标识符	DEO5.01.654.00
数据元名称	舌象诊断标志
定义	标识个体是否有舌象诊断
数据元值的数据类型	L
表示格式	T/F
数据元允许值	

数据元标识符	DEO5.01.655.00
数据元名称	舌象诊断情况
定义	对个体舌象的详细描述
数据元值的数据类型	S1
表示格式	AN..100
数据元允许值	

数据元标识符	DEO5.01.656.00
数据元名称	舌形诊断代码
定义	中医临床舌质诊断中舌体形态在特定编码体系中的代码
数据元值的数据类型	S3
表示格式	N2
数据元允许值	《中医治未病信息数据元值域代码》表 25　CV05.01.506 舌形诊断代码表

数据元标识符	DEO5.01.657.00
数据元名称	苔质诊断代码

定义	中医临床诊断中舌苔的质地在特定编码体系中的代码
数据元值的数据类型	S3
表示格式	N2
数据元允许值	《中医治未病信息数据元值域代码》表 26　CV05.01.507 苔质诊断代码表

数据元标识符	DEO5.01.658.00
数据元名称	诊法分类代码
定义	医生接诊采用中医诊法在特定分类中的代码
数据元值的数据类型	S3
表示格式	N1
数据元允许值	《中医治未病信息数据元值域代码》表 27　CV05.01.508 诊法分类代码表

数据元标识符	DEO5.01.659.00
数据元名称	中医病因分类代码
定义	中医病因所属类别在特定分类中的代码
数据元值的数据类型	S3
表示格式	N2..3
数据元允许值	《中医治未病信息数据元值域代码》表 28　CV05.01.509 中医病因分类代码表

数据元标识符	DEO5.01.660.00
数据元名称	中医基本病机代码
定义	中医病机所属类别在特定分类中的代码
数据元值的数据类型	S3
表示格式	N1
数据元允许值	《中医治未病信息数据元值域代码》表 29　CV05.01.510 中医基本病机代码表

数据元标识符	DEO5.01.661.00
数据元名称	中医体质辨识分类代码
定义	个体体质中医所属类别在特定分类中的代码
数据元值的数据类型	S3
表示格式	N2
数据元允许值	《中医治未病信息数据元值域代码》表 30　CV05.01.511 中医体质辨识分类代码表

数据元标识符	DEO5.01.662.00
数据元名称	中医证候分类代码
定义	个体中医证候所属类别在特定分类中的代码
数据元值的数据类型	S3
表示格式	AN..6
数据元允许值	GB/T 15657—1995

8.2.6 计划与干预数据元专用属性

数据元标识符	DEO6.00.663.00
数据元名称	健康干预设备分类代码
定义	健康干预设备所属类别在特定分类中的代码
数据元值的数据类型	S3
表示格式	N2
数据元允许值	《中医治未病信息数据元值域代码》表31　CV06.00.501 健康干预设备分类代码表
数据元标识符	DEO6.00.664.00
数据元名称	健康情况改善标志
定义	标识个体是否有健康状况改善的情况
数据元值的数据类型	L
表示格式	T/F
数据元允许值	否 1. 是
数据元标识符	DEO6.00.665.00
数据元名称	健康情况改善描述
定义	对健康情况改善的详细描述
数据元值的数据类型	S1
表示格式	AN..1
数据元允许值	
数据元标识符	DEO6.00.666.00
数据元名称	治未病健康调养方法类别代码
定义	治未病健康调养方法在特定分类体系中的代码
数据元值的数据类型	S3
表示格式	N2
数据元允许值	《中医治未病信息数据元值域代码》表32　CV06.00.502 治未病健康调养方法类别代码表

ICS 11.020
C 07

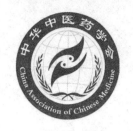

团 体 标 准

T/CACM 1068.2—2018

中医治未病信息数据元值域代码

Coding for value domain of data element of treating *weibing* in Chinese medicine

2018-09-17 发布　　　　　　　　　　　　2018-11-15 实施

中华中医药学会 发布

前　言

本标准按照 GB/T 1.1—2009 给出的规则起草。

本标准由中华中医药学会提出并归口。

本标准负责起草单位：广东省中医院。

本标准参与起草单位：江苏省中医院、上海中医药大学附属龙华医院、湖北省中医院、广东省江门市五邑中医院、福建中医药大学附属人民医院、湖南中医药大学第一附属医院、泸州医学院附属中医医院、佛山市中医院、河南省洛阳正骨医院。

本标准主要起草人：卢传坚、毛树松、曾宇平、林嬿钊、傅昊阳、李杨、徐飞龙、王茂、成杰辉、陈功、董亮、张小红、温明锋、张毅、李晓屏、徐厚平、刘继洪、赵移畛。

引　言

　　本标准的编写目的在于规范中医治未病信息系统的数据表示格式，是中医医院治未病信息系统建设的基础标准，为中医治未病信息提供了统一名称。本标准的编写遵循科学性、实用性、严谨性原则，符合医疗法规和法律要求，具有指导性、普遍性和可参照性，本标准的编制能够促进临床治未病规范化管理，实现诊疗过程监管，提高治未病服务质量和管理水平。

中医治未病信息数据元值域代码

1 范围

本标准规定了《中医治未病信息数据元值域代码》标准的数据元值域的编码方法、代码表格式和表示要求、代码表的命名与标识，规定了中医治未病中服务对象中健康危险因素、主诉与症状、医学诊断及计划与干预信息等相关数据元值域代码。

本标准适用于中医药治未病领域信息数据元值域代码的编制，相关信息数据标识信息的表示、交换、识别和处理。

2 规范性引用文件

下列文件对于本文件的应用是必不可少的。凡是注日期的引用文件，仅所注日期的版本适用于本文件。凡是不注日期的引用文件，其最新版本（包括所有的修改单）适用于本文件。

GB/T 16751.1—1997 中医临床诊疗术语

GB/T 7408—2005 数据元和交换格式 信息交换 日期和时间表示法

GB/T 18391.3—2009 信息技术 元数据注册系统（MDR）第3部分：注册系统元模型与基本属性

GB/T 20000.1—2002 标准化工作指南 第1部分：标准化和相关活动的通用词汇

GB/T 20348—2006 中医基础理论术语

WS/T 303—2009 卫生信息数据元标准化规则

WS/T 305—2009 卫生信息数据集元数据规范

WS/T 306—2009 卫生信息数据集分类与编码规则

WS 364.1—2011 卫生信息数据元值域代码 第1部分：总则

WS 364.2—2011 卫生信息数据元值域代码 第2部分：标识

WS 364.5—2011 卫生信息数据元值域代码 第5部分：健康危险因素

WS 364.6—2011 卫生信息数据元值域代码 第6部分：主诉与症状

WS 364.10—2011 卫生信息数据元值域代码 第10部分：医学诊断

WS 364.12—2011 卫生信息数据元值域代码 第11部分：计划与干预

ZYYXH/T 157—2009 中医体质分类与判定

3 术语和定义

WS 364.1 中界定的术语和定义以及下列术语和定义适用于本文件。

3.1

未病 Undiseased condition

未病即健康，阴阳匀平。

3.2

欲病 Pre－diseased condition

预病即将病，将要发生疾病，是阴阳失调但尚未发生疾病的异常生命活动过程，是健康与疾病之间的病理状态。亚健康属于欲病范畴。

3.3

已病 Diseased condition

已病，即既病，已经发生疾病。

3.4

治未病 Prevention of disease

治未病即未病先防，既病防变，瘥后防复，保护健康的医学理念。

4 中医药信息数据元值域的编码方法

中医治未病信息数据元值域编码方法遵循《卫生信息数据元值域代码第 1 部分：总则》（WS 364.1—2011）。

5 代码表格式和表示要求

中医治未病信息数据元值域代码格式和表示要求参照《卫生信息数据元值域代码第 1 部分：总则》（WS 364.1—2011）》。

6 中医药信息数据元值域分类与代码表的命名与标识

本部分规定将中医治未病信息数据元值域代码表纳入卫生信息数据元值域代码表，在卫生信息数据元值域代码表的编码方法和分类的基础上，提出了如下编码规则：为了在卫生信息数据元体系中标识中医治未病信息数据元，将卫生信息数据元标识符的顺序码分为两段，顺序码在 0～500 之间的是卫生信息数据元，500～1000 之间的是《卫生信息数据元目录（中医药部分）》，中医治未病信息数据元按归属介于 500～1000，如超出该范围，自动顺延。卫生信息数据元值域代码表描述规则见《卫生信息数据元值域代码第 1 部分：总则》（WS 364.1—2011）。

中医治未病信息数据元值域代码分类与代码表的命名遵循《卫生信息数据元值域代码第 1 部分：总则》（WS 364.1—2011）。

7 代码表

7.1 中医治未病信息数据元值域代码（健康危险因素）

7.1.1 吸烟状态代码

吸烟状态代码规定了自然人现在吸烟频率的代码。

采用 1 位数字顺序代码，从 "1" 开始编码，按升序排列。见表 1。

表 1　CVO3.00.101 吸烟状态代码表

值	值含义	说　明
1	现在每天吸	
2	现在吸，但不是每天吸	
3	过去吸，现在不吸	
4	从不吸	

7.1.2 饮酒频率代码

饮酒频率代码规定了自然人日常饮酒频率的代码。

采用 2 层 2 位数字顺序代码，第 1 层表示饮酒频率的大类，用 1 位数字表示，按升序排列；第 2 层表示饮酒频率的小类，用 1 位数字表示，按升序排列。见表 2。

表 2　CV03.00.104 饮酒频率代码表

值	值含义	说　明
1	从不	
2	偶尔	
21	1d/m～3d/m	
22	少于 1d/m	

3	经常	
31	5d/w～6d/w	
32	3d/w～4d/w	
33	1d/w～2d/w	
4	每天	

7.2 中医治未病信息数据元值域代码（主诉与症状）

7.2.1 唇色分类代码

唇色分类代码规定了中医治未病服务对象唇色代码。

采用2位数字顺序代码，从"01"开始编码，按升序排列。见表3。

表3　CV04.01.501唇色分类代码表

值	值含义	说　明
01	红色	
02	深红	
03	紫红	
04	青黑	
05	青紫	
06	淡白色	
99	其他	

7.2.2 大便异常情况代码

大便异常情况代码规定了大便异常症状的代码。

采用2层3位数字顺序代码，第1层表示大便异常情况的大类，用2位数字表示，按升序排列；第2层表示大便异常情况大类中的小类，用1位数字表示，按升序排列。见表4。

表4　CV04.01.502大便异常情况代码表

值	值含义	说　明
01	大便秘结	粪便干燥坚硬，排出困难，排便次数减少的表现
02	热结旁流	发热性疾病过程中，数日不大便，腹部胀满疼痛，从肛门内有清晰臭水流出的表现
03	腹泻	粪便稀薄，排便次数增加的表现，是多种类似症状的统称
04	大便次数多	健康成人大多每日排便1次，婴幼儿平均每日排便2～4次。若每天大便超出3次则称"大便次数多"，常伴见腹痛、大便稀溏
05	大便次数少	健康成人大多每日排便1次，婴幼儿平均每日排便2～4次。若2～3天以上仍不排大便则称"大便次数少"，常伴见大便干结、大便艰难

06	大便干结	大便干结坚硬，呈圆球状或羊粪状，或呈硬条状
07	大便带虫	大便带有蛔虫或寸白虫等寄生虫，或镜检发现虫卵、原虫滋养体及其包囊。常见于小儿
08	完谷不化	粪便中夹有大量未消化食物的腹泻表现
09	大便夹冻	指大便上附着白色或红色透明黏冻状物，或如稠涕，或如清白黏痰，或如果冻，或红白相杂如鱼脑。常伴见腹痛、里急、后重、大便次数多，是痢疾的重要表现
10	便脓血	粪便中夹杂脓血的表现，往往伴有腹痛、腹泻、里急后重等症
11	便血	血从肛门下泄的表现
111	远血	便血，出血部位离肛门较远，先便后血，血色紫黯，或黑色稀便，或大便的颜色发黑
112	近血	便血，出血部位离肛门较近，先血后便，血色较红
12	便溏	粪便稀薄而不成形的表现
13	自利清水	又称"水泻"。粪便清稀如水样的腹泻表现
14	大便细	大便突然变细，有时大便上有凹槽，常伴见腹胀、腹痛、肠鸣
15	大便黏液	粪便中带有泡沫状黏液
16	大便色白	大便颜色纯白或灰白，或如猪膏，或如陶土色。常与结石、肿瘤、蛔虫等引起的胆道阻塞，胆黄素无法随大便排出有关
17	大便色绿	大便带绿色。多与小儿消化不良有关
18	大便不爽	粪便排出不畅，自觉排便不尽的表现
19	泻下不爽	粪便稀薄但排出不畅，自觉排便不尽的腹泻表现
20	大便滑脱	又称"大便失禁"。在神志清醒的状况下，大便不能自控，不由自主的排出，甚至便出而不能自知的表现
21	里急	自觉腹内拘急，疼痛不舒，便意急迫的表现
22	里急后重	自觉腹内拘急，疼痛不舒，便意急迫，但肛门重坠，便出不爽的表现
23	大便艰难	自觉有便意，但大便排除困难的表现
24	大便量多	正常成年人多每日排便1次，排便量为100～200g，与饮食量及饮食种类有关，食量增加及多食富含纤维素的蔬菜水果均可使大便量多。不因上述原因导致大便量较以往持续增多
25	大便量少	正常成年人多每日排便1次，排便量为100～200g，与饮食量及饮食种类有关，食量增加及多食富含纤维素的蔬菜水果均可使大便量多。不因上述原因导致每次排便量较以往持续减少
26	大便味臭	正常粪便有一定的臭味。如果大便奇臭难闻，则为"大便恶臭"；如果大便带有酸腐气味，甚至臭如败卵，则为"大便酸臭"；如果大便臭味很轻，则为"大便腥臭"
99	其他大便异常情况	除以上症状外，其他临床常见大便异常情况

7.2.3 带下异常情况代码

带下异常情况代码规定了带下异常症状的代码。

采用2位数字顺序代码。从"01"开始编码，按升序排列。见表5。

表5 CV04.01.503 带下异常情况代码表

值	值含义	说明
01	带下稀	带下质稀，甚如泻水
02	带下稠	带下质稠如稠涕，甚则呈块样
03	带下清	带下质地透明如水，则称"带下清"，常伴有带下稀
04	带下量多	健康妇女的带下在月经期前后、排卵期及妊娠期可明显增多，天气炎热、从事体力活动或性冲动等原因带下量多，甚则阴道频流白液
05	带下量少	带下量少，甚至全无，则称"带下量少"
06	带下多而稀	带下量多、质稀，甚如泻水
07	带下多而黏	带下多、质黏稠
08	带下色黄气臭	带下淡黄色，甚则色浓如茶且气臭
09	白带夹血	妇女阴道中排出的黏液夹有血丝或血块
10	带下色白气腥	带下色白如粉且味腥臭
11	带下色白	有黏液从阴道内流出，色白如粉
12	带下色赤	非行经期阴道流出的黏液呈淡红色，似血非血
13	赤白带	妇女阴道中排出的赤白相间的黏液，连绵不断，或时而排出赤色黏液，时而排出白色黏液
14	带下色青	带下色如绿豆汁
15	带下色黑	阴道经常流出黑豆汁色黏液
16	带下色黄	阴道内流出淡黄色的液体，甚则色浓如茶
17	带下色黄绿	妇女阴道中排出的分泌物呈黄色和绿色夹杂
18	黄带	妇女阴道中排出的黄色黏液，nia黏稠而淋漓不断，或有腥臭味，甚至如脓样
19	带见五色	阴道流出的分泌物呈数种颜色即带下青、黄、赤、白、黑五色相杂，或二、三色夹杂而下
20	带下味臭	带下气味腥如鱼虾或如臭豆腐
21	带下浊	带下浑浊，状如米泔
99	其他带下异常情况	除以上症状外，其他临床常见带下异常情况

7.2.4 恶寒部位代码

恶寒部位代码规定了中医治未病服务对象恶寒部位代码。

采用1位数字顺序代码，从"1"开始编码，按升序排列。见表6。

表6 CV04.01.504 恶寒部位代码表

值	值含义	说 明
1	手部	
2	背部	
3	胃脘部	
4	腰膝部	
5	腹部	
6	脚部	
9	其他	

7.2.5 发热部位代码

发热部位代码规定了中医治未病服务对象发热部位代码。

采用1位数字顺序代码，从"1"开始编码，按升序排列。见表7。

表7 CV04.01.505 发热部位代码表

值	值含义	说 明
1	手心	
2	脚心	
3	脸部	
4	全身	
9	其他	

7.2.7 发热程度代码

发热程度代码规定了中医治未病服务对象发热程度代码。

采用1位数字顺序代码，从"1"开始编码，按升序排列。见表8。

表8 CV04.01.506 发热程度代码表

值	值含义	说 明
1	体温 37.3～38.0℃	低热
2	体温 38.1～39.0℃	中等度热
3	39.1～41.0℃	高热
4	41.0℃以上	超高热

7.2.7 过劳类别代码

过劳类别代码规定了治未病服务对象过劳类别代码。

采用1位数字顺序代码。从"1"开始编码，按升序排列。见表9。

表9 CV04.01.507 过劳类别代码表

值	值含义	说 明
1	劳力过度	
2	劳神过度	
3	房劳过度	
9	其他	

7.2.8 汗出异常情况代码

汗异常情况代码规定了汗异常症状的代码。

采用2位数字顺序代码。从"01"开始编码，按升序排列。见表10。

表10 CV04.01.508 汗出异常情况代码表

值	值含义	说 明
01	无汗	没有出汗，即当汗出而不汗出的表现
02	自汗	不因劳累活动，不因天热及穿衣过暖和服用发散药物等因素而自然汗出的表现
03	盗汗	入睡后出汗，醒来即止的表现
04	多汗	大量汗出的表现
05	大汗	出汗过多的表现
06	脱汗	病情危重时出现大汗不止，并伴有气喘、四肢凉、脉微弱等症
07	战汗	寒战后全身大汗出的表现
08	绝汗	病变危重阶段出现的大量汗出，淋漓不止，如珠如油的表现
09	冷汗	身体畏寒，四肢发凉。并伴有出汗的表现
10	热汗	汗出而皮肤发热的表现
11	黄汗	汗液发黄，甚者染衣的表现
12	油汗	汗液黏腻如油的表现
13	红汗	外感热病中出现鼻衄，衄后发热得到缓解，这种鼻衄起到了与发汗同样的退热作用
14	头汗	仅头面部或头颈部多汗的表现
15	胸汗	仅心胸部多汗的表现
16	半身汗出	又称"半身偏沮"。仅身体的左侧，或右侧，或上半身，下半身多汗的表现
17	半身无汗	身体的左侧，或右侧，或上半身，或下半身不出汗的表现
18	手足汗出	仅手、足部位多汗的表现
19	手足心汗	仅手心、足心部位多汗潮湿的表现
20	腋汗	仅两腋下及至肋下局部多汗潮湿的表现

21	阴汗	仅外生殖器及其周围局部多汗潮湿的表现
22	汗臭	汗液的气味；汗液有异常气味的表现
99	其他汗异常情况	除以上症状外，其他临床常见汗异常情况

7.2.9 情志异常情况代码

情志异常情况代码规定了个体情绪异常变化的代码。

采用1位数字顺序代码。从"1"开始编码，按升序排列。见表11。

表11 CV04.01.509 情志异常情况代码表

值	值含义	说 明
1	喜	
2	怒	
3	忧	
4	思	
5	悲	
6	恐	
7	惊	
9	其他情志异常	

7.2.10 痰异常情况代码

痰异常情况代码规定了痰异常症状的代码。

采用2位数字顺序代码。从"01"开始编码，按升序排列，见表12。

表12 CV04.01.510 痰异常情况代码表

值	值含义	说 明
01	痰稀	痰稀薄如涎水
02	痰稠	痰稠厚，甚如饴糖
03	痰黏	痰胶黏附着喉壁不易咯出，或牵丝不断
04	痰滑	痰滑利易咳出
05	痰清	咳痰清稀
06	痰中带血	痰中带血丝
07	痰中带脓血	痰中带脓带血丝
08	痰色白	痰色白如豆腐浆色
09	痰色绿	咳痰青绿如草色
10	痰色黄	痰色黄如梨皮
11	痰色黄白相间	痰色白夹黄、黄白夹杂不一
12	痰多	咳痰的量多
13	痰少	咳痰的量少
99	其他痰异常情况	除以上症状外，其他临床常见痰异常情况

7.2.11 疼痛部位代码

疼痛部位代码规定了中医治未病服务对象疼痛部位代码。

采用 1 位数字顺序代码，从"01"开始编码，按升序排列。见表 13。

表 13　CV04.01.511 疼痛部位代码表

值	值含义	说　明
01	眼睛	
02	面部	
03	头部	
04	咽喉	
05	胸部	
06	乳房	
07	背部	
08	胃部	
09	腹部	
10	腰部	
11	阴部	
12	臀部	
13	手部	
14	腿部	
15	足部	
99	其他	

7.2.12 疼痛性质代码

疼痛性质代码规定了疼痛性质的代码。

采用 2 位数字顺序代码。从"01"开始编码，按升序排列。见表 14。

表 14　CV04.01.512 疼痛性质代码表

值	值含义	说　明
01	胀痛	痛而紧张，胀满不适的表现
02	闷痛	疼痛伴有郁闷不舒感
03	刺痛	痛如针刺的表现
04	窜痛	疼痛部位走窜不定，病人可感觉到疼痛的窜动
05	无定处痛	疼痛部位不固定
06	有定处痛	疼痛部位固定不移
07	冷痛	疼痛伴有冷感或疼痛部位的体表温较正常皮肤发凉
08	灼痛	痛而有灼烧的表现
09	剧痛	疼痛剧烈，难以忍受，常伴有面色苍白或青紫，大汗出等症
10	绞痛	痛如刀割，发病急骤的表现

11	隐痛	疼痛轻微,多时隐时现,绵绵不休
12	重痛	疼痛伴有沉重感
13	掣痛	疼痛处有抽搐感,同时牵引它处
14	空痛	疼痛伴有空虚感
15	酸痛	痛而酸楚的表现
16	持续痛	痛无休止,持续不减,连续不断的表现
17	阵发痛	痛时重时轻,发作无常,忽痛忽止的表现
99	其他疼痛性质	除以上疼痛性质外,其他疼痛性质

7.2.13 小便异常情况代码

小便异常情况代码规定了小便异常症状的代码。

采用2位数字顺序代码。从"01"开始编码,按升序排列。见表15。

表15 CV04.01.513小便异常情况代码表

值	值含义	说明
01	小便清长	尿液的颜色澄清而尿量多的表现
02	夜尿多	夜间小便次数增加,在3次以上;或夜间尿量增加,超过全日尿量1/4的表现
03	小便频数	又称"尿频"。小便次数明显增多,甚则一日达数十次的表现
04	小便癃闭	由于肾和膀胱气化失司导致的以排尿困难,全日总尿量明显减少,小便点滴而出,甚则闭塞不通
05	小便淡黄	小便透明带浅柠檬色
06	小便短赤	
07	小便黄赤	尿液的颜色呈深黄、黄红或黄褐色,甚至尿如浓茶的表现
08	尿血	排尿时尿液中有血的表现
09	尿脓	脓随小便排出,或尿中夹有脓液,可伴有尿痛,尿急,腰痛或发热
10	尿中砂石	尿夹有细小砂石排出的表现
11	小便浑浊	又称"便浊"。尿液浑浊不清的表现
12	白浊	尿液混浊不清,色白如泔浆,或初尿不浑,留置稍长,沉淀呈积粉样的表现
13	小便夹精	尿液中混杂精液,或排尿后有精液自尿道口滴出的表现
14	小便泡沫	肾脏疾病尿蛋白增加,胆道疾病或溶血性疾病尿中胆红素增加,糖尿病尿糖增加,泌尿道感染尿中白细胞增加等,都可使小便浓度增加,尿液泡沫较多,久不散尽
15	小便不利	每次排出的尿量少而排尿困难的表现
16	小便不通	小便排出困难,严重者,点滴难出的表现
17	小便涩痛	小便排出不畅,排尿时感觉尿道疼痛的表现

18	小便灼热	正常人排尿时一般无灼热感，但气温高、饮水少、出汗多时可有轻度灼热感；不因上述原因出现排尿时灼热感明显；常是机体排除内火的佳兆
19	尿急	一有尿意就迫不及待地排尿，即排尿时有一种紧迫感；常伴见尿频、尿痛、尿短
20	尿后余沥	排尿后仍有尿液点滴不尽的表现
21	小便失禁	在神志清醒或昏迷的情况下，小便不能随意控制而自行溺出的表现
22	遗尿	睡眠或昏迷中不自觉地发生排尿的表现
23	小便臊臭	气温高、饮水少、出汗多则臊臭味大。不因上述原因出现排尿臊臭气味较重
24	小便味甜	排尿有烂苹果样甜的气味，甚则招来蚂蚁，或尿糖试验阳性；常与多饮、多食善饥、多尿、身体消瘦同见
99	其他小便异常情况	除以上症状外，其他临床常见小便异常情况

7.2.14 饮食失宜类别代码

饮食失宜类别代码规定了个体饮食失宜的情况代码。

采用1位数字顺序代码，从"1"开始编码，按升序排列。见表16。

表16 CV04.01.514饮食失宜类别代码表

值	值含义	说 明
1	饮食不节	
2	饮食不洁	
3	饮食偏嗜	
9	其 他	

7.2.15 饮食性味分类代码

饮食性味分类代码规定了个体饮食的中医属性代码。

采用2层2位数字顺序代码，第1层表示饮食性味的大类，用一位数字表示，按升序排列；第2层表示饮食性味大类中的小类，用一位数字表示，按升序排列。见表17

表17 CV04.01.515饮食性味分类代码表

值	值含义	说 明
1	性	
11	寒	清热、泻火、解毒、凉血等功能的饮食或药性
12	热	扶阳气、祛寒邪等功能的饮食或药性
13	温	发散表寒、温胃和中、温通气血等功能的饮食或药性
14	凉	清热除蒸等功能的饮食或药性
15	平	寒、热、温、凉界限不明显，药性平和，作用较平缓，调养脾胃、益气生津等功能的饮食或药性

2	味	
21	酸	能收，能涩
22	苦	能燥，能泄，能坚
23	甘	能补，能缓，能和
24	辛	能散，能行，能润
25	咸	能软，能下
26	淡	能渗，能利
27	涩	能收敛，能涩止，能收托

7.2.16 月经异常情况代码

月经异常情况代码规定了个体月经异常的情况代码。

采用2位数字顺序代码，从"01"开始编码，按升序排列。见表18。

表18 CV04.01.516月经异常情况代码表

值	值含义	说 明
01	经期缩短	月经周期正常，行经期较通常缩短，甚至低于3天
02	经来骤止	指妇女在行经期间，大多在月经周期的第1、2天由于受凉、受惊等原因而致月经突然停止
03	月经淡红	整个行经期，尤其是经量多的第2、3天都表现为经色浅淡
04	月经深红	整个行经期，尤其是经量多的第2、3天都表现为经色深红
05	月经鲜红	整个行经期，尤其是经量多的第2、3天都表现为经色鲜红
06	月经紫暗	整个行经期，尤其是经量多的第2、3天都表现为经色紫暗
07	月经质稀	整个经期（尤其是经量较多的第2、3天）月经一直质地稀薄如水样，又称"经水清澈""经水形清""经质清稀"
08	月经质稠	整个经期（尤其是经量较少的第1天，或第3天以后）经血一直质地稠黏、浓浊，不易排出，又称"经质浓稠""经质稠浊""经质黏稠"
09	月经夹块	月经夹杂血块
10	经行腹痛	月经期间伴有腹痛的表现
11	月经腥臭	月经腥臭味较重难闻，甚则臭如腐肉。常伴见腹痛、五心烦热
12	经行不畅	又称"经水断续"，指女子经血排出不畅，时断时续，常伴见经行腹痛
13	经断复来	绝经期妇女月经已断1年以上（一说2年以上），而又见阴道流血
14	经行腰骶酸	月经期间伴有腰骶酸的表现
15	经期腰酸	月经期间伴有腰酸的表现
16	经前乳胀	月经前伴有乳房胀的表现
17	经前心烦	月经前伴有心烦的表现
99	其他月经异常情况	除以上症状外，其他临床常见月经异常情况

7.2.17 症状发生因素代码

中医症状发生因素代码规定了发生中医症状发生、加重、缓解的发生因素代码。

采用3层5位数字顺序代码，第1层表示发生因素的大类，用1位数字表示，按升序排列；第2层表示发生因素大类中的中类，用2位数字表示，按升序排列；第3层表示发生因素中类中的小类，用2位数字表示，按升序排列。见表19。

表19 CV04.01.517症状发生因素代码表

值	值含义	说　明
1	季节时间影响因素	
101	四季因素	
10101	春季	
10102	夏季	
10103	秋季	
10104	冬季	
102	节气因素	
10201	立春	
10202	雨水	
10203	惊蛰	
10204	春分	
10205	清明	
10206	谷雨	
10207	立夏	
10208	小满	
10209	芒种	
10210	夏至	
10211	小暑	
10212	大暑	
10213	立秋	
10214	处暑	
10215	白露	
10216	秋分	
10217	寒露	
10218	霜降	
10219	立冬	
10220	小雪	
10221	大雪	
10222	冬至	

10223	小寒	
10224	大寒	
103	时间因素	
10301	早晨（黎明）	
10302	上午	
10303	中午	
10304	下午	
10305	日晡	
10306	傍晚	
10307	白天	
10308	夜间	
10399	其他时间因素	
104	时间相关因素	
10401	定时	
10402	不定时	
10403	周期性	
10499	其他时间相关因素	
2	体态动作影响因素	
201	体态因素	
20101	站立	
20102	平卧	
20103	侧卧	
20104	仰卧	
20105	俯卧	
20106	起床	
20107	久坐	
20108	坐起	
20199	其他体态因素	
202	动作因素	
20201	活动	
20202	上肢活动	
20203	下肢活动	
20204	转侧头	
20205	转侧身	
20206	握拳	
20207	持物	

20208	多言	
20209	久视	
20210	闭目	
20211	呼吸	
20212	深呼吸	
20213	哺乳	
20214	阳举	
20215	房劳	
20216	思考	
20299	其他动作因素	
3	外来刺激因素代码	
301	外力因素	
30101	按压	
30102	叩击	
30103	搔抓	
30104	沉取	
30105	触摸	
30106	刷牙	
30107	外伤	
30108	术后	
30199	其他外力因素	
302	外邪因素	
30201	感风	
30202	感寒	
30203	感暑（热）	
30204	感湿	
30205	感风寒	
30206	感风热	
30207	感风湿	
30208	感寒湿	
30299	其他外邪因素	
303	视听嗅因素	
30301	闻声	
30302	闻味	
30303	见食	
30304	见色	

30399	其他视听嗅因素	
4	月经胎产因素	
401	月经因素	
40101	经前	
40102	经期	
40103	经后	
40104	月经前后期	
40105	闭经	
40199	其他月经因素	
402	胎产因素	
40201	妊娠	
40202	胎动	
40203	产后	
40204	流产	
40205	难产	
40299	其他胎产因素	
5	饮食二便因素	
501	饮食因素	
50101	饭前	
50102	饭后	
50103	饥饿	
50104	进食	
50105	进食量多	
50106	食油腻（肉）	
50107	饮食不洁	
50108	饮食不节	
50109	饮食偏嗜	
50110	服药	
50111	饮水	
50112	食冷（饮冷水）	
50113	食热（饮热水）	
50199	其他饮食因素	
502	二便因素	
50201	大便前	
50202	大便时	
50203	大便后	

50204	大便前后	
50205	便干（结）	
50206	小便时	
50207	小便后	
50299	其他二便因素	
6	睡眠情志因素	
601	睡眠因素	
60101	睡前	
60102	睡眠	
60103	梦中	
60104	睡醒	
60199	其他睡眠因素	
602	情（神）志因素	
60201	喜	
60202	怒	
60203	忧	
60204	思	
60205	悲	
60206	恐	
60207	惊	
60299	其他情志因素	

7.3 中医治未病信息数据元值域代码（医学诊断）

7.3.1 基本脉象分类代码

基本脉象分类代码规定了中医临床诊断中的基本脉象代码。

采用2层2位数字顺序代码，第1层表示基本脉象的大类，用1位数字表示，按升序排列；第2层表示基本脉象大类中的小类，用1位数字表示，按升序排列。见表20。

表20　CV05.01.501基本脉象分类代码表

值	值含义	说　明
1	浮脉类	
11	浮脉	脉位表浅，轻取应指明显，重按则脉力稍减，但不空虚的脉象
12	洪脉	脉来极大，如波涛汹涌，来盛去衰的脉象
13	濡脉	浮而细软，轻取可以触知，重按反不明显的脉象
14	散脉	散而不聚，轻按有分散凌乱且无力之感，重按则触不到脉动的脉象
15	芤脉	浮大，按之中空，如按葱管的脉象

16	革脉	脉来浮而搏指，中空外坚，如按鼓皮的脉象
2	沉脉类	
21	沉脉	脉位深，轻取不能应指，重按才显现于指下的脉象
22	伏脉	脉位极深，好似在筋骨之间，需重按寻才应指，甚则伏而不见的脉象
23	牢脉	脉位深，轻取、中取均不应指，重按可得脉体宽大、脉位长，脉来有力而弦的脉象
24	弱脉	沉细无力的脉象
3	迟脉类	
31	迟脉	脉来迟缓，一息不足四至（相当于每分钟 60 次以下）的脉象
32	缓脉	一息四至，来去怠缓的脉象。若脉来和缓均匀为平脉；若脉来迟缓无力为病脉
33	涩脉	脉来不流利，往来艰涩，如轻刀刮竹的脉象
34	结脉	脉来迟缓而有不规律的间歇的脉象
4	数脉类	
41	数脉	脉来急速，一息五至以上（相当于每分钟 90 次以上）的脉象
42	促脉	脉来迟缓，一息不足四至（相当于每分钟 60 次以下）的脉象
43	疾脉	脉来急疾，一息七八至（相当于每分钟 140 次以上）的脉象
44	动脉	脉体短而在指下摇摆，滑数有力的脉象
5	虚脉类	
51	虚脉	寸关尺三部脉象中取均无力，重按有空虚感的脉象
52	微脉	极细极软，若有若无，按之欲绝的脉象
53	细脉	脉细如线，但应指清晰的脉象
54	代脉	脉来缓弱而出现有规律的间歇的脉象
55	短脉	脉体不足正常的寸关尺三部位置，惟关部应指明显的脉象
6	实脉类	
61	实脉	寸关尺三部脉象浮、中、沉取均搏动有力的脉象
62	滑脉	往来流利，应指圆滑，如珠走盘的脉象
63	紧脉	脉来绷紧，状如纤绳转索的脉象
64	弦脉	端直而长，指下挺然，如按琴弦的脉象
65	长脉	脉体超过正常的寸关尺三部位置，首尾端直的脉象。若脉来和缓均匀为平脉；若脉来长而弦硬为病脉
7	无脉	
9	其他脉象	

7.3.2 健康情况分类代码

健康情况分类代码规定了中医治未病服务对象健康情况代码。

采用1位数字顺序代码，从"1"开始编码，按升序排列。见表21。

表21 CV05.01.502 健康情况分类代码表

值	值含义	说　明
1	未病	
2	欲病	
3	已病	
9	其他	

7.3.3 面色分类代码

面色分类代码规定了个体面色类别代码。

采用2位数字顺序代码，从"01"开始编码，按升序排列。见表22。

表22 CV05.01.503 面色分类代码

值	值含义	说　明
01	白	
02	苍白	
03	淡白	
04	红	
05	晦暗	
06	黧黑	
07	青	
08	萎黄	
99	其他	

7.3.4 舌色诊断代码

舌色诊断代码规定了中医临床诊断中舌色诊断的代码。

采用2层3位数字顺序代码，第1层表示舌色诊断的大类，用2位数字表示，按升序排列；第2层表示舌色诊断大类中的小类，用1位数字表示，按升序排列。见表23。

表23 CV05.01.504 舌色诊断代码表

值	值含义	说　明
01	白色	
011	淡白色	浅白色、偏白色也属同类
02	灰色	浅黑色也属于同类
021	淡灰色	灰白色、浅灰色、偏灰色也属同类
022	深灰色	
03	黑色	
031	深黑色	黑青色也属同类

04	红色	
041	淡红色	浅红色、偏红色也属同类
042	深红色	暗红色、棕红色也属同类
05	黄色	
051	淡黄色	浅黄色、偏黄色也属同类
052	深黄色	焦黄色、黑黄色也属同类
06	绿色	
061	淡绿色	浅绿色、偏绿色也属同类
062	深绿色	墨绿色也属同类
07	紫色	
071	淡紫色	浅紫色、偏紫色也属同类
072	深紫色	青紫色、暗紫色也属同类
08	绛色	
081	绛红色	
082	深绛色	绛紫色也属同类
09	青色	
091	淡青色	浅青色、偏青色也属同类
10	霉酱色	
11	晦暗色	
99	其他舌色	

7.3.5 舌态诊断代码

舌态诊断代码规定了中医临床舌质诊断中舌体动态的代码。

采用1位数字顺序代码，从"1"开始编码，按升序排列。见表24。

表24 CV05.01.505 舌态诊断代码表

值	值含义	说　明
1	强硬	
2	痿软	
3	颤动	
4	歪斜	
5	短缩	
6	吐弄	
7	木舌	又称：舌麻痹
9	其他舌态	

7.3.7 舌形诊断代码

舌形诊断代码规定了中医临床舌质诊断中的舌体形态的代码。

采用 2 位数字顺序代码，从"01"开始编码，按升序排列。见表 25。

表 25 CV05.01.506 舌形诊断代码表

值	值含义	说　明
01	老	又称：苍老
02	嫩	又称：娇嫩
03	胖	又称：胖大
04	瘦	又称：瘦薄或：瘦小
05	薄	
06	重	
07	光	又称：光莹
08	滑	又称：水滑
09	刺	又称：尖刺或：芒刺
10	肿胀	
12	齿痕	
13	裂纹	
99	其他舌态	

7.3.7　苔质诊断代码

苔质诊断代码规定了中医临床诊断中舌苔质地的代码。

采用 2 位数字顺序代码，从"01"开始编码，按升序排列。见表 26。

表 26 CV05.01.507 苔质诊断代码表

值	值含义	说　明
01	厚苔	
02	薄苔	
03	雪花苔	
04	润苔	又称：滑润苔
05	滑苔	又称：水滑苔
06	干苔	
07	燥苔	
08	裂苔	
09	糙苔	
10	腻苔	
11	黏苔	
12	垢苔	又称：浊苔
13	腐苔	
14	霉苔	
15	剥苔	又称：脱苔或蚀苔
16	花剥苔	

17	光剥苔	又称：光滑苔
18	浮垢苔	
19	少苔	
20	无苔	
21	无根苔	
22	有根苔	
99	其他苔质	

7.3.8 诊法分类代码

诊法分类代码规定了中医临床诊疗方法的类别代码。

采用 1 位数字顺序代码，从"1"开始编码，按升序排列。见表 27。

表 27　CV05.01.508 诊法分类代码表

值	值含义	说　明
1	望诊	用视觉观察病人的神、色、形、态、舌象、排泄物、小儿指纹等的异常变化，以了解病情的诊断方法
2	闻诊	医生通过听觉和嗅觉，了解由病体发出的各种异常声音和气味，以诊察病情的方法，包括听声音和嗅气味两方面的内容
3	问诊	医生通过询问病人或陪诊者，了解疾病的发生、发展、诊疗经过、现在症状和其他与疾病有关的情况，以诊察疾病的方法
4	切诊	医者用手指或手掌的触觉，对病人的脉和全身进行触、摸、按、压，以了解病情，诊察疾病的方法

7.3.10 中医病因分类代码

中医病因分类代码规定了中医临床诊断中导致人体发生疾病原因的代码。

采用 3 层 3 位数字顺序代码，第 1 层表示中医病因的大类，用 1 位数字表示，按升序排列；第 2 层表示中医病因大类中的中类，用 1 为数字表示，按升序排列；第 3 层表示中医病因中类中的小类，用 1 位数字表示，按升序排列。见表 28。

表 28　CV05.01.509 中医病因分类代码表

值	值含义	说　明
1	内因	将七情过极、劳倦损伤和饮食失调等能导致气机紊乱，脏腑受损的病因称为内伤病因
11	七情所伤	喜、怒、忧、思、悲、恐、惊七种情志变化过于强烈、持久或突然，引起脏腑气机紊乱，功能失调而致病
111	惊恐伤肾	过度惊恐可使肾气不固，气泄于下，而致二便失禁，惊慌失措等症
112	悲忧伤肺	过度悲忧可使肺气抑郁，意志消沉，肺气耗伤，而致气短乏力等症

113	思虑伤脾	思虑劳神过度可伤神损脾，使脾气郁结，运化失职，而致纳呆、腹胀、便溏等症
114	暴喜伤心	暴喜过度，可伤心神，使心气涣散，神不守舍，而致精神涣散，甚则失神狂乱等症
115	大怒伤肝	过度愤怒可使肝气横逆上冲，血随气逆，并走于上，而致气急上逆，面红目赤，或呕血，甚则昏厥等症
12	饮食所伤	饥饱失常、饮食不洁和饮食偏嗜等各种饮食失调因素而导致的内伤
121	过饥	
122	过饱	
123	饮食不洁	
124	寒热偏嗜	
125	五味偏嗜	长期偏好酸、甜、咸、苦、辛辣等食味而损害肺脏。现也包括偏食某种单一食物，以及饮食过寒、过热等饮食不合理的致病因素
126	食类偏嗜	
13	劳倦	过度和长期的劳累疲倦，可损伤身体，成为致病因素
131	过用	体力、脑力的消耗超出了人体所能承受的限度，可损伤身体．成为致病因素
132	房劳	性生活过度，可使肾之精气亏耗，成为致病因素
2	外因	包括六淫和各种疫疠病邪、跌仆、虫兽伤、烧伤、冻伤等称为疾病外因
21	六淫	风、寒、暑、湿、燥、火六种外感病邪的合称
211	风邪	具有轻扬开泄、善动不居、升发、向上、向外特性的邪气
212	寒邪	具有寒冷、凝滞、收引等特性的邪气
213	湿邪	具有易阻气机、重浊、黏滞、趋下等特性的邪气
214	燥邪	具有易损伤肺脏，易耗伤津液等特点的邪气
215	火邪	具有炎上、易伤津耗气、生风动血，且易扰动心神特点的邪气
216	暑邪	夏至以后，立秋之前，具有炎热、升散等特性的邪气
22	疠气	又称"瘟疫病邪"，各种具有强烈传染性病邪的统称
221	瘟毒	瘟疫病邪中具有毒性者，即兼有易在皮肉组织间蕴郁的特点，致病可兼见局部病变，如大头瘟之类
222	疟邪	能引起疟疾的邪气
223	麻毒	能引起麻疹的邪气
224	瘴气	中国南方山林荒野特有的病邪之统称，包括疟疾等
23	病理产物	

231	痰饮	痰与饮的合称，脏腑病变过程中渗出并积存于体内的病理产物，可阻碍气血运行而成为继发的致病因素
232	瘀血	血液滞留或凝结于体内，包括血溢出于经脉外而瘀积，也包括血脉运行受阻而滞留经脉腔内，既是病理产物，又可成为继发性致病因素
233	结石	
24	外伤	跌仆，或受外力撞击、兵器损伤，以及虫兽咬伤，烫、烧、冻伤等致病因素导致的皮肉筋骨及内脏受伤
241	外力损伤	
242	烧烫伤	
243	冻伤	
244	虫兽伤	虫兽禽等各类动物对人的伤害
25	药邪	
26	医过	
27	先天因素	
271	胎弱	
272	胎毒	婴儿在胎妊期间禀受自母体的热毒，可成为其出生后易发生疮疹诸病的病因
9	其他中医病因	

7.3.10 中医基本病机代码

中医基本病机代码规定了中医临床诊断中的个体疾病发生、发展、变化机理的代码。

采用1位数字顺序代码，从"1"开始编码，按升序排列。见表29。

表29 CV05.01.510 中医基本病机代码表

值	值含义	说　明
1	邪正盛衰	
2	阴阳失调	
3	精气血失常	
4	津液代谢失常	
5	内生五邪	
9	其他病机	

7.3.11 中医体质辨识分类代码

中医体质辨识分类代码规定了针对中医治未病服务对象所属体质类型代码。

采用2位数字顺序代码，从"01"开始编码，按升序排列。见表30。

表30　CV05.01.511中医体质辨识分类代码表

值	值含义	说　明
01	平和质	
02	气虚质	
03	阳虚质	
04	阴虚质	
05	痰湿质	
06	湿热质	
07	血瘀质	
08	气郁质	
09	特禀质	
99	其他	

7.4　中医治未病信息数据元值域代码（计划干预）

7.4.1　健康干预设备分类代码

健康干预设备分类代码规定了针对中医治未病服务对象提供健康干预设备代码。

采用2位数字顺序代码，从"01"开始编码，按升序排列。见表31。

表31　CV06.00.501健康干预设备分类代码表

值	值含义	说　明
01	针具	
02	灸具	
03	罐具	
04	刮痧板	
05	砭石	
06	中医电疗设备	
07	磁疗设备	
08	热疗设备	
09	推拿牵引类设备	
99	其他	

7.4.2　治未病健康调养方法类别代码

治未病健康调养方法类别代码规定了针对中医治未病服务对象提供健康调养方法代码。

采用1位数字顺序代码，从"01"开始编码，按升序排列。见表32。

表 32　CV06.00.502 治未病健康调养方法类别代码表

值	值含义	说　明
01	精神调养	
02	饮食调养	
03	起居调养	
04	房帏省慎	
05	因时调养	
06	因人调养	
07	因地调养	
08	运动调养	
09	经络调养	
10	沐浴调养	
11	药物调养	
99	其他	

附 录 A
（规范性附录）
分类与代码表的编排

分类与代码表编排的示例见表 A.1 和表 A.2。

A.1 代码结构为一层时代码表的编排方式示例

表 A.1 中医诊法代码表（样表）

值	值含义	说 明
1	望诊	用视觉观察病人的神、色、形、态、舌象、排泄物、小儿指纹等的异常变化，以了解病情的诊断方法
2	闻诊	通过听觉和嗅觉，了解由病体发出的各种异常声音和气味，以诊察病情的方法，包括听声音和嗅气味两方面的内容
3	问诊	通过询问病人或陪诊者，了解疾病的发生、发展、诊疗经过、现在症状和其他与疾病有关的情况，以诊察疾病的方法
4	切诊	用手指或手掌的触觉，对病人的脉和全身进行触、摸、按、压，以了解病情，诊察疾病的方法

A.2 代码结构为多层时代码表的编排方式示例

表 A.2 中医切脉方法代码表（样表）

值	值含义	说 明
1	举	轻指力按在皮肤上（浮取）称为举
2	按	重指力按在筋骨间（沉取）为按
21	单按	用一个手指专按寸、关、尺中某一部位脉象的切脉方法
22	总按	三个手指同时按寸、关、尺三部的切脉方法
……		
3	寻	不轻不重的中度指力（中取）为寻
31	推寻	移动手指，左右探求脉象的切脉方法
……